NOTE

SUR

LES SANGSUES

QUI SONT

LIVRÉES AU COMMERCE;

PAR LE DOCTEUR

P.-L. COTTEREAU.

Prix : 2 Francs.

PARIS,

CHEZ FÉLIX MALTESTE ET Cᵉ, IMPRIMEURS,

RUE DES DEUX-PORTES-SAINT-SAUVEUR, 18.

1846.

NOTE

SUR

LES SANGSUES

QUI SONT

LIVRÉES AU COMMERCE.

Typographie de Félix MALTESTE et Cⁱᵉ, rue des Deux-Portes-Saint-Sauveur, 18.

NOTE

SUR

LES SANGSUES

QUI SONT

LIVRÉES AU COMMERCE;

PAR LE DOCTEUR

P.-L. COTTEREAU.

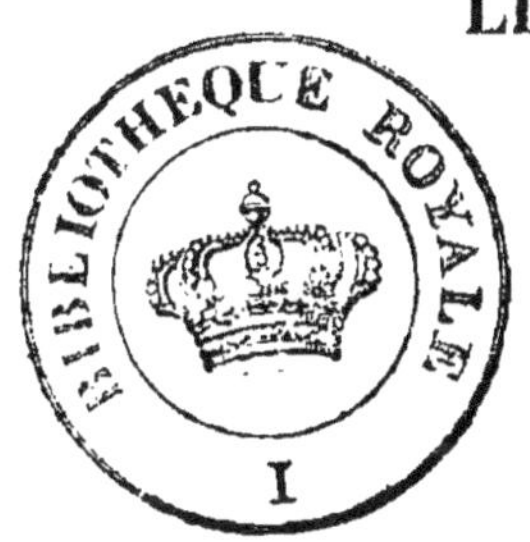

— ❦ —

PARIS,

CHEZ FÉLIX MALTESTE ET Cᵉ, IMPRIMEURS,

RUE DES DEUX-PORTES-SAINT-SAUVEUR, 18.

—

1846.

NOTE

SUR

LES SANGSUES

QUI SONT

LIVRÉES AU COMMERCE.

Depuis quelques mois, l'attention du public a été appe-
lée à plusieurs reprises sur la manière dont se fait aujour-
d'hui le commerce des sangsues ; des brochures ont été
publiées ; des articles, des réclames ont été successivement insérés dans des recueils scientifiques et dans des
journaux politiques pour signaler aux acheteurs des
fraudes qui seraient habituellement mises en pratique par
certains négocians, et dont la conséquence inévitable serait de livrer à la consommation des sangsues incapables
de fonctionner.

Il a suffi, on le conçoit, d'exprimer une pareille idée,
pour éveiller aussitôt des craintes fondées dans l'esprit
des médecins praticiens et surtout dans celui des malades,
et il a dû nécessairement en résulter une perturbation
véritable dans le commerce de détail. En effet, il est jour-
nalier de voir rapporter maintenant des sangsues à ceux
qui les ont vendues, et cela sous le prétexte qu'elles contiennent du sang, et que, par conséquent, elles ont été
gorgées, soit qu'elles aient déjà servi à d'autres malades,

1

soit qu'elles aient été nourries avec du sang d'un animal vertébré quelconque dans le but de leur donner des dimensions plus considérables que celles qui leur sont propres et d'ajouter ainsi frauduleusement à leur prix commercial.

Ces reproches, si pénibles pour les pharmaciens et les autres débitans auxquels ils sont adressés, ont pour point de départ les opinions émises dans les brochures et articles divers dont nous avons parlé. Les auteurs de ces publications ont avancé qu'il se commettait aujourd'hui trois fraudes, également répréhensibles, dans le commerce en gros des sangsues :

1° *Le mélange aux sangsues officinales de sangsues dites bâtardes.* Or, ces dernières, appartenant à des genres d'hirudinées autres que le genre *Sanguisuga*, ne sont pas organisées pour entamer la peau des mammifères, et ne peuvent être d'aucune utilité en médecine. Ces sangsues bâtardes appartiendraient aux genres *Hœmopis*, *Nephelis*, *Aulastoma*, etc.

2° *La mise en vente de sangsues qui ont dejà servi, après leur avoir fait éprouver toutefois un dégorgement préalable plus ou moins complet.* Or, il est notoire que des sangsues qui ont été appliquées ne peuvent, même lorsqu'elles ont été débarrassées avec soin de tout le sang qu'elles ont absorbé, être employées de nouveau avec succès qu'après un laps de temps assez considérable.

3° *Enfin et surtout, le gorgement des sangsues à l'aide du sang tiré des abattoirs à l'état liquide ou en caillot, pour augmenter leur volume et leur faire acquérir un plus haut degré de valeur vénale.* Il n'est pas besoin de rappeler ici que, de quelque manière que la sangsue se trouve remplie de sang, soit par suite de son alimentation propre au sein des marais où elle a été pêchée, soit par suite de son emploi antérieur ou d'une manœuvre frauduleuse *ad hoc*, elle est, dans tous les cas, hors d'état d'atteindre le but que se propose le thérapeutiste en prescrivant son appli-cation.

Le premier de ces reproches mérite d'autant moins d'être pris en considération que les hirudinées désignées par la dénomination de sangsues *bâtardes*, dans le commerce, ne sont pas toujours étrangères au genre *Sanguisuga*; en effet, il en est parmi elles un bon nombre qui appartiennent réellement aux sangsues proprement dites, mais qui sont seulement d'un usage moins avantageux, qui tirent moins de sang que les véritables sangsues appelées *officinales*. Quant aux individus des genres *Hæmopis*, *Nephelis*, etc., dont la bouche est dépourvue de dents propres à inciser la peau, bien que ceux du second de ces genres puissent offrir un certain degré de ressemblance avec les sangsues proprement dites, si l'on s'en rapporte exclusivement aux caractères de coloration présentés par leur système tégumentaire externe, toutefois il est peu probable que des gens habitués à manier des sangsues comme le sont les personnes livrées spécialement à ce commerce, et comme le sont en particulier les pharmaciens qui, pour obtenir leur diplôme, ont dû faire preuve de connaissances positives en zoologie, ou au moins en ce qui concerne les animaux usités en thérapeutique, il est peu probable, disons-nous, que cette fraude puisse passer inaperçue. Aussi, les auteurs qui signalent ce mélange sont-ils les premiers à déclarer qu'il n'a lieu que d'une manière tout à fait exceptionnelle, et exclusivement dans les cas où le commerce ne peut suffire aux demandes qui lui sont adressées. Mais, alors, comme nous venons de le faire observer. il n'est guère possible que des hommes expérimentés se laissent prendre à cette sorte de fraude.

Le second reproche, celui de la mise en circulation

dans le commerce de sangsues ayant déjà servi, est encore moins sérieux que le précédent. Cette proposition, nous le savons, a été faite un assez grand nombre de fois et par des hommes qui n'avaient d'autre but que de prévenir la rareté croissante de ces annélides, et l'augmentation de prix qui devait en être la conséquence. Mais, en admettant que les sangsues qui ont servi pussent être soumises en grand à un mode de dégorgement complet qui fût sans inconvénient pour elles, cette pratique ne pourrait offrir d'avantages bien réels, sous le rapport de l'économie, qu'autant qu'elle serait employée dans de vastes établissemens de santé, tels que les hôpitaux de Paris et des autres grandes villes de France, où la consommation de ces annélides est considérable. Or, il n'est personne qui ne sente combien il serait difficile de recourir d'une manière convenable, dans ces établissemens, aux diverses opérations que nécessiteraient, d'abord le dégorgement de toutes les sangsues employées chaque jour et à des heures différentes dans chacune des salles de malades, puis les soins nombreux et variés de réposition et d'entretien qu'exigent les sangsues après leur dégorgement, surtout lorsqu'elles se trouvent réunies en grand nombre et dans des vases d'une capacité toujours trop exiguë. Aussi, n'est-il pas, du moins à notre connaissance, un seul hôpital d'une certaine importance où l'on fasse rien de pareil (1).

(1) Nous avons entendu dire que ce dégorgement était pratiqué aujourd'hui dans quelques établissemens de Paris, et que des rapports très favorables avaient été adressés à l'administration sur l'emploi réitéré des mêmes sangsues. Mais, outre l'absence de renseignemens bien positifs qui ne nous permet pas de nous étendre davantage sur ce point, nous croyons que l'opinion ne pourra être fixée à cet égard que lorsqu'une longue expérience sera venue sanctionner les résultats de cette innovation.

Il ne pourrait donc plus être question que des sangsues employées dans les maisons de particuliers, et qui se-raient achetées, comme l'a rapporté notre ami, M. le pro-fesseur Chevallier (1), dans certains dépôts établis à Paris et indiqués au public par des affiches portant pour inscription, les unes : *Ici on achète les sangsues pleines qui ont servi* ; les autres : *On achète ici, au prix de 5 centimes, les sangsues qui ont servi.*

Bien que nous ne mettions pas en doute la possibilité d'un pareil trafic, surtout dans une ville comme Paris, où pullulent les agens de toutes les fraudes imaginables (2), nous croyons cependant que jamais il ne pourra arriver à un tel degré d'extension qu'il puisse en résulter une perturbation notable dans le commerce de détail des sang-sues, parce que les maisons qui s'occupent spécialement du débit de ces annélides et les pharmaciens qui s'ap-provisionnent dans ces maisons ne peuvent être exposés au danger d'être trompés par les colporteurs chargés du placement des sangsues dégorgées. En effet, outre l'im-possibilité de prouver le lieu de provenance de ces sang-sues, outre le mélange de diverses espèces qu'elles doi-vent le plus ordinairement offrir, elles présentent un en-semble de caractères qui ne peut échapper à l'œil exercé d'un connaisseur.

« Les sangsues dégorgées, dit M. J. Martin (3), offrent
» des rides et une flexibilité dans les tégumens qui ac-
» cusent qu'elles ont été soumises à une distension con-

(1) *Note sur le commerce des sangsues,* p. 38.

(2) On nous a rapporté que ces dépôts pour le rachat des sangsues déjà employées n'avaient été établis que fictivement, pour ainsi dire, et dans un intérêt privé seulement. Aussi, depuis cette époque, cette sorte de trafic, qui n'avait jamais existé antérieurement, a disparu tout-à-fait.

(3) *Histoire pratique des sangsues,* p. 41.

» sidérable et que leurs tissus nè sont pas encore reve-
» nus à leur état primitif. La ventouse orale est gonflée
» et blanchâtre ; on sent que le tube intestinal, dont les
» parois s'appliquent immédiatement l'une sur l'autre,
» offre une cavité large ; que l'épaisseur de la chair qui
» constitue leur corps est diminuée. »

Plus loin, M. J. Martin ajoute : « Les sangsues dégor-
» gées sécrétent un mucus abondant. Lorsqu'elles ont
» été soumises à l'action d'irritans, elles paraissent plus
» fatiguées. »

Comme on le voit par ce qui précède, il sera toujours
difficile, pour ne pas dire impossible, de tromper des
débitans expérimentés lorsqu'on viendra leur proposer
l'achat de sangsues qui auront récemment été appliquées
et dont on aura opéré le dégorgement par quelque moyen
que ce soit. Et nous sommes heureux de pouvoir arriver
à cette conclusion ; car, bien que la transmission de ma-
ladies contagieuses par l'intermédiaire des sangsues soit
pour nous un point très douteux, un point qui reste encore à l'état de problème, malgré les quelques observations peu probantes qui ont été publiées sur ce sujet,
nous avouons que l'idée seule de se voir appliquer des
sangsues qui, déjà, ont pu être posées sur le corps d'un
individu atteint de telle ou telle autre affection plus ou
moins grave, doit être une cause puissante de dégoût et
de répulsion pour les malades auxquels on en prescrit
l'emploi.

Quant au troisième reproche, celui du gorgement frauduleux des sangsues, les accusations ont été trop direc-
tes, et, d'ailleurs la possibilité et la facilité de cette sorte
de fraude sont trop palpables pour qu'il ne soit pas nécessaire de l'examiner avec un soin tout particulier. Mais
avant d'entrer dans cet examen, il ne sera pas hors de
propos de commencer par jeter un coup-d'œil rétrospec-

tif sur l'état du commerce des sangsues il y a vingt-cinq ans, et sur la marche progressive qu'il a suivie pour arriver à son état actuel.

Pendant longtemps, l'emploi des sangsues a été assez restreint dans la pratique de l'art de guérir pour que notre pays ait pu, sous ce rapport, suffire à ses besoins et même à ceux de quelques autres contrées. Mais par suite de la rapide extension, de la vogue inouïe du système médical de Broussais, l'état de choses changea bientôt. La pêche des sangsues, faite sans la moindre attention, sans aucune prévoyance de l'avenir, ne tarda pas à dépeupler de ces annélides les marais, les étangs et certains ruisseaux des départemens de l'Indre, de Loir-et-Cher, de la Vienne, des Deux-Sèvres, de la Vendée, d'Indre-et-Loire, de la Loire-Inférieure, de Maine-et-Loire, etc., qui avaient jusqu'alors pourvu à notre consommation. Le commerce dut donc aller chercher hors de France les sangsues dont il avait besoin pour son approvisionnement, et, depuis cette époque, c'est de l'étranger que nous arrive la plus grande partie de celles qui sont employées ici. On a successivement épuisé, ou à peu près, les marais de l'Espagne, de l'Italie, du Tyrol, de la Bohême, et, aujourd'hui, c'est en Hongrie, en Russie, en Valachie, en Turquie, en Egypte, dans les états barbaresques (surtout dans les provinces de l'empire de Maroc), etc., qu'on va faire les approvisionnemens qui sont nécessaires à nos besoins et à ceux des pays d'outre-mer que nous avons à fournir de ces annélides.

Cette nécessité d'aller de plus en plus loin pour se procurer les sangsues qui nous sont indispensables, a dû amener forcément de grandes modifications dans ce genre de commerce, tant sous le rapport du prix de revient que sous celui des approvisionnemens annuels de chaque négociant.

Ainsi, pendant dix ans, de 1828 à 1838 , par exemple, les sangsues étaient assez abondantes pour permettre aux maisons qui les tiennent en gros d'en faire de grands approvisionnemens. Alors, du commencement de mai à la fin d'octobre, temps pendant lequel la pêche avait lieu, les marchands de Paris et des autres villes de France faisaient arriver, soit de la Hongrie, soit des autres contrées exploitées, la quantité de ces annélides dont chacun prévoyait avoir besoin pendant le cours de l'année. Ces grandes provisions étaient, en arrivant à leur destination, déposées dans des réservoirs construits tout exprès pour cet objet, et l'on peut estimer qu'à la fin de ces arrivages, c'est-à-dire en octobre, il existait, soit à Paris, soit dans un rayon de vingt-cinq lieues autour de cette capitale, un approvisionnement de dix millions de sangsues au moins. Mais depuis sept ou huit ans, on s'est aperçu que les marais de la Hongrie commençaient aussi à s'épuiser, et, dès-lors, il a fallu se porter en Moldavie, en Valachie, en Turquie et jusqu'à la mer d'Azof, etc., pour se procurer des sangsues en quantité suffisante.

Une conséquence naturelle de cet état de choses a été, comme on peut le comprendre sans peine, une augmentation considérable dans les prix d'achat et de transport. En 1830, un demi-kilogramme de sangsues (on achète ces annélides au poids dans le commerce en gros) était donné en Hongrie au prix de 50 centimes; aujourd'hui, il y coûte 80 francs. Ainsi, on voit quelle progression ont suivie les prix depuis quinze à seize ans, et on s'explique aisément comment cette augmentation croissante a fini peu à peu par empêcher les négocians de continuer à s'approvissionner comme ils le faisaient autrefois. Ils n'auraient pu, en effet, tenir en réservoir toutes les sangsues dont ils pouvaient avoir besoin pendant l'année, sans s'exposer à être ruinés. Car, tandis que, dans le principe, un chargement de cinq cent mille sangsues ne coûtait, tout rendu à Paris, que de quatre à cinq mille francs, il reviendrait actuellement à plus de cent cinquante mille. Or, ceux qui se sont occupés spécialement de ce commerce ont reconnu que la perte par la mortalité des sangsues est généralement du tiers aux trois quarts du chargement. Des chances aussi défavorables pouvaient, sans doute, être courues il y a dix ou quinze ans, en raison de la facilité de réparer le dommage par suite du peu de valeur qu'avait la marchandise à cette époque; mais il n'en serait plus de même à présent, et il deviendrait tout à fait impossible à un négociant de résister s'il venait à perdre les trois quarts de ses approvisionnemens par suite d'une mortalité.

Force a donc été aux marchands de sangsues de les livrer au commerce, à quelques exceptions près, telles qu'elles sont en sortant de leurs marais, c'est-à-dire sans avoir séjourné plus ou moins de temps dans un réservoir où elles auraient pu se débarrasser des alimens qu'elles ont pris avant d'être pêchées, du sang que comporte leur état normal. Il n'est pas besoin assurément d'insister sur cette particularité pour faire sentir quelle grande différence doit exister entre une sangsue ainsi livrée au commerce de détail et celle qui a passé trois à quatre mois dans un réservoir où elle a été complètement privée de nourriture; leur état matériel doit être entièrement distinct: l'une est, le plus ordinairement du moins, encore gonflée des alimens dont elle a rempli son estomac; l'autre, au contraire, n'a parfois que son enveloppe, dont le poids peut être réduit de 50 0/0 depuis sa sortie du marais où elle a pris naissance.

Nous venons de montrer, en traçant la marche progressive qu'a suivie le commerce des sangsues, à quelles causes, en réalité, doit être rapportée l'augmentation toujours croissante du prix de ces annélides. Il en découle naturellement cette conséquence que ce n'est point le résultat d'un monopole comme on a voulu le faire croire, et que l'établissement de réglemens pour ce commerce ne pourrait y remédier en aucune façon. D'ailleurs, outre les principales maisons qui font leur spécialité de la vente de ces animaux, il en existe une centaine et plus de second ordre, qui se font entre elles, en même temps qu'aux premières, une concurrence acharnée pour les achats, et cette circonstance, tout en excluant l'idée du monopole allégué, vient ajouter une seconde cause à la progression du prix de revient.

Mais revenons maintenant à la question du gorgement frauduleux des sangsues.

Cette pratique coupable a été signalée, il y a longtemps déjà, pour la première fois par Vauquelin (1) : d'après cet illustre savant, on présente aux sangsues des caillots de sang dont elles se remplissent souvent ; après quoi elles paraissent plus grosses et se vendent mieux ; mais il ajoute qu'au bout de quelque temps le sang se coagule dans leurs intestins et jusque dans les vaisseaux absorbans qui en sont injectés, qu'elles ne peuvent plus digérer et qu'elles deviennent noueuses et périssent. Il ajoute encore que, souvent, avant de mourir, les sangsues ainsi gorgées occasionnent la mort de toutes celles qui sont renfermées avec elles dans le même bocal, parce que les sangsues qui n'ont point pris de nourriture mordent celles qui en contiennent, et que le sang qui s'écoule par les plaies béantes absorbe l'air contenu dans l'eau et fait ainsi périr toutes les sangsues.

Depuis, Henry père a écrit (2) qu'il avait *remarqué*

____

(1) *Bulletin de la Société philomathique*, octobre et novembre 1792.
(2) *Journal de pharmacie*, t. VIII, p. 34.

souvent que les marchands, pour grossir les sangsues, les nourrissaient avec du sang de bœuf nouvellement retiré et encore chaud, et que ces animaux ne pouvaient être employés qu'au bout de six mois au moins.

M. Fée explique (1), par l'emploi de foie d'animaux pour la pêche des sangsues, l'introduction dans le commerce de celles qui sont gorgées de sang, et MM. Mérat et Delens paraissent partager cette manière de voir (2).

Il ne serait pas, d'ailleurs, impossible que certains marchands, sans aucune pensée de fraude, suivissent le conseil du célèbre naturaliste Bosc (3) pour les sangsues que l'on doit conserver : « Il faut, dit-il, *leur donner de » temps en temps des caillots de sang.* » Du reste, ce savant, qui ne paraît pas avoir eu en vue, dans ce passage, la conservation de masses aussi considérables que celles qui se rencontrent dans le commerce en gros de notre époque, a soin d'ajouter qu'on doit en avoir toujours une certaine quantité dans un vase particulier et les laisser complétement jeûner, pour qu'elles se trouvent, par là, prêtes à être employées au besoin.

Nous ne sommes pas non plus éloignés de croire que de petits marchands, ambulans ou autres, ont pu se livrer à ce coupable trafic. Mais, de là à l'exécution de cette fraude sur une grande échelle, et par des maisons honorablement posées dans le commerce, il y a une distance immense à franchir, et ce n'est que sur des preuves irrécusables qu'une pareille opinion peut être admise.

Il est vrai de dire qu'un homme qui a droit à toute notre confiance, M. Chevallier, a cité (4), à l'appui de cette pra-

(1) *Cours d'histoire naturelle pharmaceutique,* t. i, p. 18.
(2) *Dictionnaire universel de matière médicale,* t. iii, p. 504.
(3) *Nouveau dictionnaire d'histoire naturelle appliquée aux arts,* etc., t. xxx, p. 140.
(4) *Note sur le commerce des sangsues,* p. 19 et suivantes.

tique en grand du gorgement des sangsues, deux lettres écrites par deux marchands de sangsues qui l'établissent comme un fait positif. Ces lettres, tronquées avec raison par M. Chevallier qui en a supprimé des noms propres et quelques expressions très fortes, parce qu'il n'a voulu, comme il le dit, que signaler une fraude sans inculper personne, ont depuis été publiées sans aucun retranchement par M. J. Martin (1).

Le fait de ces lettres nous a paru tellement grave, à cause des noms propres qui y sont indiqués et des phrases employées pour caractériser la fraude, que nous avons cru devoir remonter à leur source pour nous assurer si elles étaient bien l'expression exacte de la pensée de leurs auteurs; car s'il en était ainsi, si ces lettres dévoilaient un fait réellement existant, la question du gorgement en grand des sangsues dans un but de fraude se trouvait tranchée, et n'avait plus besoin d'être examinée. Un autre motif nous a fait encore considérer cette recherche comme indispensable, c'est que M. J. Martin, qui n'était pas sans intérêt dans cette question, avoue que les auteurs des deux lettres sont des marchands avec lesquels il est en relation, et qu'ils les ont écrites ou fait écrire dans ses bureaux.

Nos recherches nous ont prouvé que nous avions eu raison d'agir comme nous l'avions fait, c'est-à-dire de suspendre notre jugement jusqu'à plus ample informé. En effet, nous avons pu nous procurer la communication des pièces suivantes, qui permettront d'apprécier à leur juste valeur les deux lettres en question. Nous regrettons seulement que notre ami, M. Chevallier, n'ait pas eu l'occasion d'en prendre connaissance; mais nous nous ferons un vrai plaisir d'engager les personnes qui nous les ont

(1) Ouvrage cité, p. 49 et 50.

communiquées à lui faire lire les pièces originales, s'il en
a le moindre désir.

I.

DÉCLARATION DE DOMINIQUE PÉRINE (1).

Consulat royal de sa Majesté sarde.

N° 353.

« L'an du Seigneur mil huit cent quarante-six, le dix-
» huit février, dans notre chancellerie consulaire à Trieste,
» pardevant nous François Gagliardo, consul de sa ma-
» jesté le roi de Sardaigne, assisté de notre vice-consul
» et chancelier Alexandre de St-Agabio,
» Se sont personnellement constitués M. Dominique

(1) Nous avons traduit littéralement cette déclaration de l'italien ;
mais, pour ne pas laisser le moindre doute à cet égard, nous croyons
devoir consigner ici le texte même de la déclaration, afin de mettre les
lecteurs à même de pouvoir vérifier l'exactitude de la traduction :

L'anno del Signore, etc.

*Si sono personalmente costituiti il sig. Domenico Perina, suddito
sardo, negoziante in sanguisughe, ed il sig. Biagio Coste della ditta
J.-B. Ritton e Coste di Lione e Trieste, e Coyard di Strasburgo ; il
primo ha spontaneamente dichiarato ed affermato che non può dir
niente contro la probità e morale della detta ditta di commercio ; che se
mai nella lettera originale da lui segnata a Parigi col segno della
croce, portante la data del 21 febbrajo 1845, e poi pubblicata a Parigi da Giuseppe Martin nell'opuscolo dello stesso anno, pag. 49-50,
stamperia Pankouke, ci fossero delle espressioni contro la probità e
morale di essi signori Coste, Ritton e compagnia, egli certamente non
ebbe l'intenzione di firmare tali offensive espressioni, e non le avrebbe
mai firmate scientemente, essendo egli illetterato ed affatto ignaro della
lingua francese.*

*La premessa dichiarazione preletta al Perina a chiara ed intelligibile
voce, venne dal medesimo pienamente confermata, per cui gliene ab-
biamo dato atto ed esteso il presente processo verbale, cui il Perina
appose il suo segno di croce siccome illetterato, in presenza delli signori, etc....*

Suivent les noms des signataires et les diverses légalisations.

» Périne, sujet sarde, négociant en sangsues, et M. Blaise
» Coste, de la maison Ritton et Coste de Lyon et Trieste
» et Coyard de Strasbourg ; le premier a spontanément
» déclaré et affirmé qu'il ne peut rien dire contre la pro-
» bité et la morale de cette maison de commerce ; que si,
» dans la lettre originale par lui signée à Paris avec le
» signe de la croix, portant la date du 21 février 1845,
» et ensuite publiée à Paris par Joseph Martin dans la
» brochure de la même année, pages 49 et 50, imprimerie
» Panckoucke, il se trouvait des expressions contre la
» probité et la morale de MM. Coste, Ritton et C., il n'a
» certainement pas eu l'intention de signer de semblables
» expressions offensantes, et ne les aurait jamais signées
» sciemment, étant illettré et tout-à-fait ignorant de la
» langue française.

» La présente déclaration, lue à Périne à claire et in-
» telligible voix, a été par lui-même entièrement confir-
» mée, et pour ce après lui en avons donné acte et dressé
» le présent procès-verbal, auquel Périne a apposé son
» signe de croix, vu qu'il ne sait écrire, en présence de
» MM. Jean Gridelli, né à St-Daniel (Frioul) et demeurant
» à Trieste, Nicolas Baccichi de Pirano et Lazzare Botto,
» né aussi à St-Daniel et demeurant à Trieste, témoins
» appelés.

» Fait dans notre chancellerie du consulat royal de
» Sardaigne à Trieste, les jours, mois et an que dessus.

» Signés à l'original ✝ signe de croix de Dominique
» Périne, Jean Gridelli, témoin, Nicolas Baccichi, témoin,
» Lazzare Botto, témoin, le consul royal Gagliardo, le
» vice-consul et chancelier A. S. Agabio.

» Pour copie conforme à l'original existant dans les
» archives de ce consulat royal.

» Le vice-consul et chancelier.

» Signé : A. S. Agabio.

» Pour légalisation de la signature de M. le chevalier
» de St-Agabio, notre vice-consul et chancelier.

> » *Signé :* F. GAGLIARDO.

» Vu pour légalisation de la signature ci-dessus de
» M. Gagliardo, consul de Sardaigne à Trieste.

» A Trieste, le 19 février 1846.

» Pour M. le consul de France, empêché, et par son
» autorisation.

» Le chancelier royal.

> » *Signé :* Eug. CHEVALIER.

» Le ministre des affaires étrangères certifie véritable
» la signature ci-contre de M. Chevalier.

» Paris, le 24 mars 1846.

» Par autorisation du ministre, le chef du bureau de la
» chancellerie.

> » *Signé :* DE LAMARRE. »

Ces diverses légalisations et signatures sont accompagnées des sceaux des consulats de Sardaigne et de France à Trieste, et de celui du ministère des affaires étrangères.

II.

DÉCLARATION DE M. MONTAUT.

« Je soussigné, Montaut, marchand de sangsues, de-
» meurant à Larcan (Haute-Garonne), déclare que, dans
» toutes les affaires que j'ai eu occasion de faire avec
» M. Coyard, négociant à Strasbourg, je n'ai eu qu'à me
» louer de la manière loyale dont il m'a traité, et que je
» n'ai toujours eu qu'à me louer de sa manière de tra-
» vailler et de mener son commerce.

» En foi de quoi je lui délivre et signe les présentes.

» Strasbourg, le 29 décembre 1845.

» J'approuve comme ci-dessus.

> » *Signé :* MONTAUT. »

Au dessous et à gauche de cette attestation on lit l'addition suivante :

« M. Montaut déclare que M. Martin lui a voulu faire » signer deux ou quatre lettres qu'il a refusées, avant la » dernière dont il ne connaît même pas tout le contenu. »

Suit le paraphe de M. Montaut. Au bas de la page se trouve la légalisation suivante :

« Vu pour légalisation de la signature apposée ci-dessus » et ci-contre par le sieur Manteau en notre présence.

» Strasbourg, le 30 décembre 1845.

» Le commissaire de police (canton Est).

» *Signé :* MEHL. »

Cette légalisation est accompagnée du sceau de M. le commissaire de police du canton Est de Strasbourg.

III.

DÉCLARATION DE M. E. SCHEFFER.

« Je soussigné déclare avoir été présent lorsque M. Mon- » taut a dit à M. Coyard que, dans une lettre que M. Mar- » tin, de Paris, lui a fait signer, il a dit que les sangsues » n'avaient pas besoin de sang pour les transporter, et » que les Italiens n'en prendraient pas pour voyager. — » Il renie tout le reste de la lettre. — Plus, que M. Martin » a fait écrire quatre lettres que lui, Montaut, n'a pas » voulu signer, et qu'il n'a pas compris tout le sens de » celle qu'on l'a décidé à signer.

» Strasbourg, le vingt-neuf décembre 1845.

» *Signé :* SCHEFFER, commis dans la maison de » commerce J. Schoettel et C., à Strasbourg.

» Vu pour légalisation de la signature apposée ci-dessus
» par M. Scheffer.

» Strasbourg, ce 30 décembre 1845.

» Le commissaire de police (canton Est).

> *Signé :* MEHL. »

Cette légalisation est accompagnée du sceau de M. le
commissaire de police du canton Est de Strasbourg.

IV.

DÉCLARATION DE M. C.—A.—B. ZELLER.

Cette déclaration, conçue dans les mêmes termes exactement que la précédente, et de la même date qu'elle, est
signée C. A. B. Zeller, patenté loueur en garni, rue du
Jeu des enfans, n° 48, à Strasbourg.

Elle est suivie de la mention ci-après :

« Vu pour légalisation de la signature du sieur Zeller
» apposée ci-dessus.

» Strasbourg, 30 décembre 1845.

» Le commissaire de police (canton Ouest).

» *Signé :* COLLIGNON. »

Cette légalisation est accompagnée du sceau de M. le
commissaire de police du canton Ouest de Strasbourg.

Ces deux lettres ainsi réduites à néant, il ne reste plus,
comme preuve du gorgement frauduleux des sangsues, à
l'époque actuelle, que les expériences tentées en présence
de M. Chevallier, par M. J. Martin, pour lui démontrer
la présence du sang dans l'estomac de ces annélides.

Nous ne contestons point les résultats qui ont été
obtenus dans ces diverses expériences (1) ; mais ce que

____

(1) Il suffit, pour nous rendre certain de la réalité et de l'exactitude

2

nous ne pouvons admettre également, c'est la valeur qui leur a été attribuée. Quoi ! du sang est retiré du tube digestif d'une sangsue, et il s'ensuit qu'on doit considérer cet annélide comme ayant été gorgé dans une intention de fraude ? Or, ce que nous disons ici d'une sangsue, nous le dirons également de plusieurs. Mais les sangsues ne se nourrissent-elles donc pas dans les marais où elles sont recueillies (1)? M. J. Martin n'admet-il pas lui-même (2) que si, au commencement de la saison , très peu de sangsues contiennent du sang dans leur tube

de ces résultats, qu'ils aient été acceptés par un savant aussi honorable que l'est notre ami M. Chevallier. Néanmoins, nous aurions aimé à voir ce judicieux observateur ne pas borner ses expérimentations à trois cents sangsues prises dans une seule maison et dans l'une des succursales de cette même maison. En effet, lorsqu'il s'agit d'un fait aussi important que celui du gorgement frauduleux des sangsues pratiqué en grand, il faudrait, pour s'assurer de la vérité, opérer sur des nombres plus en rapport avec les millions de sangsues qui sont débitées chaque année par le commerce en gros ; il serait indispensable aussi d'expérimenter sur des sangsues achetées à l'insu des débitans dans tous les principaux magasins de Paris et des autres grandes villes de France où le commerce de ces annélides se fait d'une manière spéciale. C'est seulement en procédant ainsi que l'on parviendrait, suivant nous, à s'affranchir de toute cause d'erreur et à arriver à la découverte du vrai.

Quant à la lettre de M. Magendie et aux certificats de MM. A. Sanson, Marjolin, Bardoulat, Monod, Allibert, Londe, Fouquier, Devergie, Royer-Collard, Blandin, Baudelocque et Louis, qui ont été publiés à l'appui de l'opinion qui repousse le gorgement, nous n'avons pas à nous en occuper. En effet, ces messieurs ont parlé dans l'hypothèse de ce gorgement, et, à ce point de vue, nous partageons complètement leur opinion. Mais ce qu'il faut d'abord prouver, c'est l'existence de cette fraude, et la question ne nous paraît rien moins que devoir être résolue par l'affirmative.

(1) « *Elles* (les sangsues) *se nourrissent seulement du sang des sala-* » *mandres, des grenouilles, des raines, des poissons et des autres ver-* » *tébrés.* » (MOQUIN-TANDON, *Monographie de la famille des hiru-dinées,* p. 46.)

(2) Ouvrage cité, p. 61.

digestif, il n'en est pas ainsi en mai, juin et juillet, où presque un quart en renferme? n'ajoute-t-il pas (1) aussi que la pêche de certains marais fournit des sangsues qui, aux mêmes époques, contiennent beaucoup plus de sang que n'en renferment celles dont l'origine est différente?

Si tout cela doit être accepté comme véritable, et nous n'en doutons pas un instant, comment pourra-t-on reconnaître sans crainte d'erreur que le sang existant dans le canal digestif d'une sangsue provient plutôt de son gorgement frauduleux que des alimens qu'elle a pu trouver dans son marais? dira-t-on qu'après un transport qui a duré deux mois, le sang a éprouvé de grandes modifications dans ses propriétés physiques, et qu'il est devenu visqueux, noirâtre avec un reflet vert? qu'au contraire, toutes les fois qu'il s'agira de sangsues de provenance autre que les marais de France, si l'on retire de leur cavité gastro-intestinale un sang présentant des qualités différentes de celles qui viennent d'être indiquées, on pourra affirmer positivement que la présence de ce sang est la conséquence d'un gorgement frauduleux? Nous nous bornerons à répondre que, nous aussi, nous avons voulu nous livrer à des essais comparatifs sur ce point de l'histoire commerciale des hirudinées usitées en médecine; que nous avons soit pris nous-même, soit fait prendre par des tiers, dans les trois seules maisons qui s'occupent en gros de ce commerce à Paris, des quantités égales de sangsues de mêmes provenances, de mêmes espèces et de mêmes volumes, et que nous avons retiré de toutes une proportion à peu de chose près semblable d'un sang un peu visqueux, d'une densité très notable, d'un rouge foncé plutôt que noirâtre, et manquant tout à fait du reflet vert indiqué.

(1) Ouvrage cité, p. 106.

Nous avons obtenu des résultats analogues en opérant sur des dragons arrivés récemment de Maroc.

Il en a été de même encore pour des sangsues de provenance hongroise, à l'arrivée desquelles nous avons assisté dans l'une des trois maisons d'où nous avons tiré les divers échantillons de sangsues sur lesquels nous avons expérimenté, et que nous avons nous-même immédiatement prises au hasard dans les sacs qui les contenaient.

Dans notre opinion, on peut établir en principe que, généralement, la sangsue, prise à l'état normal, contient du sang dans sa cavité digestive; et que ce sang est en quantité plus ou moins grande suivant le laps de temps écoulé depuis le moment de la pêche, suivant la sorte à laquelle appartient l'annélide, et enfin suivant les localités dont il provient (1). Il est même des sangsues d'un choix particulier, qui, à raison de leur extrême grosseur, ont reçu le nom de *sangsues-vaches* : or, ces sangsues-vaches, à leur sortie des marais, seraient susceptibles de perdre, par le dégorgement forcé, 75 pour 100 de leur poids (2).

Il suffit d'examiner ce qui a été écrit jusqu'ici sur le sujet

---

(1) Les sangsues des marais de la Hongrie, de l'Albanie, de la Croatie, des Landes, contiennent plus de sang, sont plus *grasses*, selon l'expression du commerce, que celles qui sont fournies par la Turquie, par l'Asie-Mineure, etc.

(2) On donne l'épithète de *vache* à la sangsue dont le poids dépasse 5 à 6 grammes, et il en est qui pèsent jusqu'à 15 ou 16 grammes. Or, dans le commerce, ces *sangues-vaches* perdent au moins 50 pour 100 de leur prix (vendues au nombre). Il faut donc admettre, ou que le marchand veut perdre sur sa marchandise en la gorgeant ainsi, ou que la sangsue est sortie dans cet état de son marais. La première de ces deux suppositions est inadmissible, et il n'est pas besoin d'insister pour le faire sentir; la seconde, qui est la seule vraie, vient fournir une preuve irréfragable à notre opinion sur l'existence, en plus ou moins grande proportion, du sang dans le tube digestif des sangsues à l'état normal.

qui nous occupe, pour reconnaître que ces publications sont dues presque toutes à des hommes de bonne foi, mais purement théoriciens et qui n'ont jamais étudié la question sur le terrain lui-même ; si ces auteurs avaient assisté à la pêche des sangsues, s'ils avaient pu observer l'état réel de ces annélides au moment où ils sont retirés de l'eau, leur manière de se comporter pendant la durée du long voyage qu'on leur fait faire pour nous parvenir, l'état dans lequel ils se trouvent lors de leur arrivée en France, et celui enfin dans lequel les met un séjour de deux à six mois en réservoir, ils ne s'exprimeraient plus sans doute comme ils l'ont fait. Quant à celles de ces publications qui ne sont pas le résultat d'études théoriques, il est facile de voir qu'elles ont été rédigées surtout dans un intérêt particulier.

Ce qu'il faudrait avant tout, ce serait de constater d'une manière authentique quel est l'état normal de la sangsue, en général, dans les marais qu'elle habite. Des recherches multipliées, des essais consciencieux entrepris dans cette direction, amèneraient sûrement, du moins nous le pensons, à trouver une base certaine qui servirait de point de départ pour l'appréciation des qualités que doit posséder la sangsue officinale, qualités sans la réunion desquelles cet annélide devrait être réputé impropre aux usages de l'art de guérir. Mais qui se chargera de ce travail si ardu et si long ? Quand songera-t-on à s'en occuper, en s'entourant des précautions nécessaires pour se garantir de toutes les causes d'erreur quelles qu'elles soient ? Quant à nous, les différens essais que nous avons tentés nous ont démontré que les sangsues livrées au commerce, soit qu'on les tire des magasins de Strasbourg, de Lyon ou de Marseille, soit qu'on les prenne à Paris, sont toutes, relativement au sang qu'elles contiennent, dans un état à peu de chose près semblable. Mais on conçoit, du reste, qu'il sera toujours difficile de déterminer d'une manière bien précise le rapport qui doit exister, dans l'état normal des sangsues, entre le poids du sang qu'elles peuvent contenir et celui de leur corps, et que tous les efforts des investigateurs ne pourront arriver à cet égard qu'à fixer approximativement des limites *à maxima* et *à minima*.

Déjà des recherches fort intéressantes sur la capacité de l'estomac des sangsues et sur la quantité de sang que contient cet estomac à l'état normal ont été faites par M. le docteur A. Lereboullet, professeur de zoologie et d'anatomie comparée à la Faculté des sciences de Strasbourg et directeur du Musée d'histoire naturelle, et ces recherches l'ont amené à des résultats très approximatifs qu'il a consignés dans un procès-verbal en date 22 janvier dernier.

Voici le détail exact des recherches faites par M. Lereboullet, détail relevé par lui-même avec le plus grand soin, et transcrit presque textuellement sur la pièce originale.

Le 7 janvier 1846, M. Lereboullet s'est transporté à l'établissement de M. Coyard, accompagné de ce dernier. Il a été pêché en sa présence, dans les réservoirs destinés à la conservation des sangsues, un certain nombre de ces annélides, parmi lesquels il en a choisi 30 de différente grandeur, savoir : 10 de petite taille, 10 de taille moyenne et 10 de grande taille.

1º Les 10 sangsues de petite dimension pesaient ensemble 7 grammes; soit, en moyenne, 0,7 décigrammes la pièce.

2º Les 10 sangsues de moyenne dimension pesaient 10 grammes : 1 gramme la pièce.

3º Les 10 sangsues de forte taille pesaient 25 grammes, ou 2 gr. 5 la pièce.

Ces sangsues furent mises dans trois vases distincts. On

en prit 5 de chaque groupe pour les gorger artificielle-
ment, afin d'évaluer la quantité de sang qu'elles sont
susceptibles d'absorber.

Chaque groupe de 5 sangsues fut mis dans un sac en
toile et plongé pendant un quart-d'heure dans du sang
de bœuf.

Avant l'opération :

1º Les 5 sangsues de petite taille pesaient. . 3 gr. 5
2º Les 5 sangsues de taille moyenne. 5   0
3º Les 5 sangsues de grande taille. 12   25

Après l'opération :

1º Sur les 5 sangsues de petite taille, 2 avaient triplé de
volume, 2 avaient atteint un volume à peu près double ;
une d'elles n'avait pas pris : elle était très plate et parais-
sait vide de sang.

Les 5 sangsues pesaient ensemble 7 grammes. L'une
d'elles, la plus grosse, pesait à elle seule 3 grammes.
Elles avaient donc doublé de poids.

2º Les 5 sangsues de taille moyenne avaient toutes à
peu près également augmenté de volume ; l'une d'elles,
cependant, était beaucoup plus grosse que les autres et
pesait à elle seule 9 grammes.

Ces 5 annélides pesaient ensemble 22 grammes. En
faisant abstraction de celle qui pesait 9 grammes et qui
avait atteint une dimension vraiment exceptionnelle, on
voit que les autres avaient triplé de poids.

3º Sur les 5 grosses sangsues, 3 avaient pris plus que
les deux autres ; les 5 pesaient ensemble 24 grammes.

Elles avaient donc, en moyenne, doublé de poids.

Cet examen terminé, M. Lereboullet, le même jour et
les jours suivans, procéda à l'examen des sangsues qui
étaient restées dans les vases, dans le but de déterminer la
quantité de sang que contenait l'estomac de chacune
d'elles.

I. — Sangsues de petite taille (1ʳ série).

Sangsue Nᵒ 1. — Cette sangsue, mise dans l'alcool à 24ᵒ, ne rejeta aucune goutte de sang. Son estomac, ouvert avec soin dans toute sa longueur, ne contenait aucune trace de liquide sanguin, ni dans les cœcums latéraux, ni dans les deux grands cœcums qui terminent l'estomac en arrière. Le rectum ne renfermait qu'une petite quantité de grumeaux noirâtres.

Ainsi, cette première sangsue avait l'estomac entièrement et parfaitement vide.

Sangsue Nᵒ 2. — Ayant été mise dans l'alcool comme la précédente, cette sangsue rejeta immédiatement par la bouche une certaine quantité d'un sang visqueux, d'un rouge foncé. Elle fut retirée promptement du liquide et placée dans une capsule en verre; elle contiuua à dégorger une assez grande quantité de sang.

Le poids du sang dégorgé était de 0 gr. 08. Le sang déposé au fond du bocal dans lequel on avait d'abord plongé la sangsue pesait 0 gr. 01. Quant au sang que contenait encore l'estomac, sa quantité était inappréciable. On peut donc évaluer à 0 gr. 09 le poids du sang contenu dans l'estomac de cette sangsue.

Sangsue Nᵒ 3. — Cette troisième sangsue, bien vigoureuse comme les deux autres, fut mise vivante dans une capsule en verre. Elle fut touchée avec une goutte d'acide acétique, et aussitôt elle rendit par la bouche une grande partie du sang que contenait son estomac.

Ce sang pesait 0 gr. 130.

La sangsue fut mise alors dans l'alcool. Au bout de quelque temps, elle fut ouverte dans toute sa longueur et lavée avec soin dans le liquide alcoolique. On laissa le sang se déposer, puis on décanta et on fit évaporer à siccité. On obtint de cette manière un résidu sec et solide qui pesait 0 gr. 025.

Désirant tenir compte de la partie liquide du sang qui avait disparu par l'évaporation, M. Lereboullet chercha à savoir dans quelles proportions se trouvent les parties solides et la partie liquide du sang de l'estomac.

Pour cela, il recueillit dans plusieurs capsules une certaine quantité de sang extrait de l'estomac de sangsues vivantes; il fit évaporer ce liquide et il trouva que le poids du résidu desséché était au poids du sang liquide dans le rapport de 2 : 3.

Il faut donc ajouter aux 0 gr. 025, représentant le poids du résidu desséché, la moitié de cette quantité, c'est-à-dire 0 gr. 012; le total 0 gr. 037 représentera assez exactement la quantité de sang liquide. Ajoutant ces 0 gr. 037 aux 0 gr. 130 de sang obtenu par dégorgement, on aura, pour la quantité totale de sang contenu dans l'estomac, 0 gr. 167.

Sangsue N° 4. — Cette sangsue fut traitée comme la précédente.

Le sang rejeté par la bouche pesait 0 gr. 091. La sangsue ouverte et lavée fournit un résidu sec pesant 0 gr. 020, et représentant, d'après le calcul précédent, 0 gr. 030 de sang liquide. Le sang de l'estomac de cette quatrième sangsue pesait donc 0 gr. 121.

Sangsue N° 5. — Même traitement que les précédentes.

Poids du sang dégorgé, 0 gr. 235. Poids approximatif du sang resté dans l'estomac, 0 gr. 078. — Total ; 0 gr. 313.

RÉCAPITULATION :

Sangsue N⁰ 5. Poids total du sang contenu dans l'es-
tomac. . . . . 0 gr. 313
—   N⁰ 3. 0   167
—   N⁰ 4. 0   121
—   N⁰ 2. 0   090
—   N⁰ 1. Rien. . . . .   »   »
                              Total. . . . . 0 gr. 691

La moyenne de ces cinq opérations est de 0 gr. 138;
mais comme la sangue n⁰ 1 avait l'estomac entièrement
vide, M. Lereboullet pense qu'il conviendrait de ne pas
en tenir compte, et de n'établir la moyenne que sur les
quatre autres opérations.

Cette nouvelle moyenne serait alors de 0 gr. 173.

II. — Sangsues de moyenne taille (2ᵉ série).

Sangsue N⁰ 1. — On mit une sangsue moyenne dans
un bocal renfermant de l'alcool à 24⁰. Elle rejeta une
petite quantité de sang. Quand elle fut morte, on ouvrit
son estomac et on enleva tout le sang qu'il contenait.
Après avoir laissé déposer, on décanta et on fit évaporer
le résidu. La partie solide obtenue pesait 0 gr. 058.
Ce résidu solide, d'après la proportion indiquée plus
haut, représente 0 gr. 087 de sang liquide.

L'estomac de cette sangsue contenait donc environ
0 gr. 087.

Sangsue N⁰ 2. — Cette sangsue fut traitée par l'acide
acétique.

Le sang rejeté par la bouche pesait 0 gr. 080. Le reste
du sang contenu dans l'estomac fut évalué à 0 gr. 024.
Total du sang contenu dans l'estomac, 0 gr. 104.

Sangsue N⁰ 3. — Même opération.

Poids du sang obtenu par dégorgement, 0 gr. 220. Poids du résidu de l'estomac, 0 gr. 075. Total du sang de l'estomac, 0 gr. 295.

Sangsue N° 4. — Elle donna très peu de sang ; après avoir été touchée par l'acide, elle fut ouverte et l'on put extraire immédiatement tout le sang que contenait son estomac. Le poids de ce liquide ne s'élevait qu'à 0 gr. 092.

Sangsue N° 5. — Enfin, le sang rendu par la cinquième sangsue pesait 0 gr. 146, et le résidu de l'estomac 0 gr. 102. Total : 0 gr. 248.

RÉCAPITULATION :

Sangsue N° 3. Sang de l'estomac.	0 gr.	295
— N° 5.	0	248
— N° 2.	0	104
— N° 1.	0	087
— N° 4.	0	092
Total. . . .	0 gr.	826

La moyenne est de 0 gr. 165.

On remarque que cette moyenne est inférieure à celle de la première série, si l'on fait abstraction de la sangsue N° 1 de cette première série, qui ne contenait pas de sang. C'est qu'en effet le poids total des cinq sangsues moyennes ne dépassait que de très peu celui des sangsues de petite taille, et que, d'un autre côté, plusieurs sangsues de la première série contenaient plus de sang que celles de la seconde.

III. — *Sangsues de forte taille* (3ᵉ série).

Pour avoir une moyenne aussi exacte que possible, M. Lereboullet a opéré sur des sangsues de dimensions différentes, mais toutes de forte taille et vigoureuses, extraites du même vivier que les précédentes. Il a pesé séparément, à 1 milligramme près, chaque sangsue avant l'opération; il a fait dégorger le sang en touchant l'animal avec quelques gouttes d'acide acétique, et il a pesé le sang ainsi obtenu. Il a ensuite incisé l'estomac suivant sa longueur; il l'a lavé dans l'alcool, et, après avoir laissé reposer le liquide, il l'a fait évaporer et il a pesé le résidu desséché, en tenant compte, comme dans les opérations précédentes, de la partie liquide du sang, d'après le rapport indiqué plus haut.

Voici le détail et les résultats de ces opérations.

Sangsue No 1. — Une très grosse sangsue, bien vigoureuse et pesant 6 gr. 984, fut vidée comme il vient d'être dit.

Le sang obtenu pesait 2 gr. 618. Le résidu de l'estomac évaporé et desséché pesait 0 gr. 270; or, en ajoutant la moitié de cette quantité pour la partie liquide évaporée, on a 0 gr. 405. Le total du sang de l'estomac était donc de 3 gr. 023.

Sangsue No 2. — Poids de la sangsue, 6 gr. 472.

Sang extrait par dégorgement, 2 gr. 743. — Résidu évaporé et desséché, 0 gr. 136. — Correction pour la partie liquide évaporée, 0 gr. 068. — Poids total du sang de l'estomac, 2 gr. 947.

Sangsue No 3. — Poids de la sangsue, 5 gr. 881.

Sang obtenu par dégorgement, 2 gr. 358. — Sang resté dans l'estomac, 1 gr. 125. — Total, 3 gr. 483.

Sangsue No 4. — Poids de la sangsue, 5 gr. 771.

Sang obtenu par dégorgement, 1 gr. 149. — Sang resté dans l'estomac, 0 gr. 744. — Total, 1 gr. 893.

Sangsue No 5. — Poids de la sangsue, 2 gr. 726.

Sang obtenu par dégorgement, 0 gr. 625. — Sang resté dans l'estomac, 0 gr. 066. — Total, 0 gr. 691.

Sangsue N° 6. — Poids de la sangsue, 2 gr. 113.

Sang obtenu par dégorgement, 0 gr. 269. — Sang resté dans l'estomac, 0 gr. 802. — Total, 1 gr. 071.

Sangsue N° 7. — Cette sangsue, qui pesait 2 gr. 978, et qui jouissait d'une grande vigueur, était entièrement vide. N'ayant pu en extraire aucune goutte de sang par l'action de l'acide, M. Lereboullet l'ouvrit et trouva son estomac dans un état de vacuité complète et d'une blancheur parfaite. L'action de l'acide avait déterminé l'expulsion, par la bouche, d'une petite quantité d'eau limpide qui pesait 0 gr. 128.

RÉCAPITULATION :

	Poids de la sangsue.	Poids du sang de l'estomac.
Sangsue N° 1. . . .	6 gr. 984	3 gr. 023
— N° 2. . . .	6 472	2 947
— N° 3. . . .	5 881	3 483
— N° 4. . . .	5 771	1 893
— N° 5. . . .	2 726	0 691
— N° 6. . . .	2 113	1 071
Total. . .	29 gr. 947	13 gr. 108

La moyenne du poids du corps était de 5 gr., et celle du poids du sang de 2 gr. 184. — Donc, le rapport du poids du sang était au poids du corps : : 13 : 30, ou : : 1 : 2,3. — M. Lereboullet fait remarquer avec raison que les résultats précédens peuvent être considérés comme très approximatifs, puisque l'opération se composait de deux parties, dont la seconde seulement n'offrait pas toute l'exactitude désirable, par suite de l'impossibilité de retirer en une fois de l'estomac tout le sang qui y était contenu. Mais l'erreur, si tant est qu'il en existe, ne peut être que bien minime, comme il est facile de le reconnaître par les détails qui précèdent.

L'habile expérimentateur termine en signalant comme un fait curieux et peu connu l'existence de sangsues, même de forte taille, dont l'estomac, entièrement vide de sang, ne renferme qu'un liquide aqueux.

Mais les expériences de ce savant n'ont porté que sur des sangsues conservées en réservoir, et c'est spécialement sur les sangsues prises au moment de leur pêche qu'il serait urgent surtout de faire porter les observations.

Toutefois, les résultats auxquels il est arrivé deviendront précieux par leur comparaison avec ceux que pourront plus tard fournir des expériences semblables, répétées, en diverses localités et aux différentes époques de l'année, sur un grand nombre de ces annélides nouvellement retirés des marais naturels, et, alors enfin, on approchera, autant que possible, de la solution du problème si compliqué dont il s'agit ici.

On ne possède que bien peu de documens sur ce point de l'histoire des sangsues, ou bien ils sont trop peu précis et se trouvent entachés d'omissions qui ne permettent pas d'en tirer des conclusions rigoureuses. Ainsi, dans une lettre adressée à M. Chevallier par M. O. Briffaud, du Blanc (Indre), et insérée dans le numéro de décembre 1845 du *Journal de Chimie médicale*, on lit les détails suivants :

« La sangsue, en sortant des marais, *ne contient, en* » *général, pas de sang rouge;* une forte pression exercée » de la tête à la queue ne peut lui faire lâcher qu'une matière verte, visqueuse, que vous (M. Chevallier) avez » signalée comme n'ayant aucun rapport avec le sang » rouge des mammifères. C'est un fait qui m'a non seulement été affirmé par des personnes s'occupant depuis » fort longtemps de ce commerce, mais que l'expérience » m'a aussi complètement démontré. J'ai assisté moi-» même à une pêche de sangsues où 8 à 900 à peu près » furent prises, et sur cette quantité examinée avec beau-

» coup de soin, 15 seulement se trouvèrent contenir une
» quantité de sang noir provenant de piqûres récemment
» opérées sur les animaux qui parcourent ces marais. En
» admettant donc que les spéculateurs livrassent au com-
» merce les sangsues telles qu'ils les retirent des marais,
» le nombre de celles contenant du sang étranger à leur
» constitution ne devrait pas être de plus de 3 à 4 pour
» cent.

» La fraude que votre travail avait surtout pour but de
» dévoiler, le *gorgement,* qui consiste à faire absorber
» aux sangsues trop petites du sang destiné à les grossir
» et à les faire paraître marchandes, est connue et mise
» en pratique depuis longtemps dans ce pays. Les paysans
» qui s'occupent de ce commerce savent très bien l'o-
» pérer (1).

» Comme ils sont, en général, éloignés des villes, et
» qu'ils ne peuvent se procurer du sang de bœuf encore
» frais, qu'il en est de même pour le sang de mouton ou
» de veau, ils empruntent à leur basse-cour les moyens
» d'y suppléer. Ils étouffent une volatile quelconque, l'ou-
» vrent et plongent dans ses entrailles encore fumantes
» les sangsues qu'ils veulent grossir; après deux ou trois
» opérations de ce genre, les moyennes sont devenues

(1) Si cette pratique du gorgement par les pêcheurs eux-mêmes était
réelle, comme le rapporte M. Briffaud, ne se pourrait-il pas qu'elle fût
usitée à l'étranger tout comme dans les campagnes du département de
l'Indre, et pourrait-on en induire que des sangsues ainsi gorgées le
seraient par une fraude des marchands en gros ? Non, sans doute; mais
il n'en est rien ; car ce gorgement ne permettrait pas de faire subir aux
sangsues un transport prolongé sans que, pendant la durée de ce voyage,
il en succombât la plus grande partie, perte qui serait loin d'être com-
pensée par la plus-value de celles qui auraient résisté.

Du reste, nous sommes forcé de reconnaître que M. O. Briffaud, sans
doute de très bonne foi, est complètement dans l'erreur dans ce qu'il
écrit sur l'état normal de la sangsue et sur la fraude qu'il signale.

» grosses et les filets des moyennes, et le marchand est
» sûr de son débit. Les sangsues ainsi gorgées sont por-
» tées aux foires, où les accapareurs des villes viennent
» les enlever, s'inquiétant du reste assez peu, ainsi que
» j'ai pu l'observer, étant présent à un de ces marchés,
» que le sang ruisselle ou non des sacs où elles sont ren-
» fermées.

» Quant aux sangsues qui ont déjà servi pour un usage
» médical, elles ne sont pas, autant que j'ai pu m'en
» assurer, remises immédiatement dans le commerce ;
» les marchands les rachètent à bas prix et les remettent
» dans les réservoirs, où ils les conservent pour la re-
» production. Ils prétendent, à tort ou à raison, que les
» sangsues qui ont servi sont beaucoup plus fécondes
» que les sangsues *vierges* (1).

» Je dois la plupart des détails que je vous transmets
» à l'obligeance d'un marchand de ce pays, dont la saga-
» cité et l'intelligence m'ont frappé. C'est un simple
» paysan, mais un paysan qui connaît la sangsue et son
» histoire mieux que tous les naturalistes. J'ai admiré la
» sagacité avec laquelle cet homme reconnaît, au milieu
» de mille autres pures, une sangsue contenant un peu

(1) Si, par la dénomination de sangsues *vierges*, que l'on a récemment introduite dans le langage usuel, on veut désigner des sangsues
qui ne contiennent pas de sang, qui n'en ont pris en aucune circonstance, jamais dénomination n'a été employée avec moins de justesse ;
car il n'existe assurément pas de sangsues qui, à une certaine époque
de l'année, n'en aient pris plus ou moins, de quelque animal vertébré que
ce soit, dans les marais où elles vivent.

Si, dans un autre ordre d'idées, on veut exprimer par le mot *vierges*
des sangsues qui n'ont pas été employées précédemment pour les usages
de la médecine, cette dénomination n'est pas plus exacte, commercia-
lement parlant, que dans le sens précédent ; car on peut affirmer, en
toute sûreté, que pas une des sangsues livrées par le commerce en gros
de ces annélides n'a servi antérieurement.

» de sang. En cinq minutes, il a extrait devant moi, d'une
» quantité de sangsues assez considérable, toutes celles
» contenant du sang, et un examen attentif m'a permis
» de constater que les choix étaient parfaitement faits. »

On le voit, M. Briffaud cite bien un fait à l'appui de son assertion que la sangsue, en sortant des marais, ne contient, en général, pas de sang rouge : mais, ce qu'il oublie de mentionner, c'est l'époque de l'année à laquelle a eu lieu cette pêche dont il a été témoin, et cependant, comme le démontre clairement la citation de M. J. Martin (voyez plus haut, page 18), c'est, à cet égard, un fait vraiment capital que l'époque de la pêche ; puisque, *si, au commencement de la saison, très peu de sangsues contiennent du sang dans leur tube digestif, il n'en est plus ainsi en mai juin et juillet où presque un quart en renferme.*

L'assertion de M. Briffaud ne prouve donc rien, privée qu'elle est de cette indication importante.

D'ailleurs, à ce dire peu précis, nous pouvons en opposer de plus probans, et le premier que nous citerons ici nous sera fourni encore par le même ouvrage (*Journal de chimie médicale,* octobre 1845). Dans une note sur les sangsues, adressée, le 16 août 1845, à M. Chevallier, par M. F. P. Malapert fils, élève en pharmacie à Poitiers, nous trouvons les renseignemens qui suivent :

« J'ai remarqué fort souvent que des sangsues qui
» n'avaient pas encore servi rendaient du sang quand
» elles étaient touchées par des personnes dont les doigts
» étaient imprégnés de l'odeur du tabac, ou d'autres
» substances âcres, salées ou acides (1); que les mêmes

(1) Nous rapporterons ici, comme exemple de l'action énergique exercée par ces diverses substances sur les sangsues, un fait qui nous a été raconté par un témoin oculaire. En 1829, un Français qui avait formé, à un myriamètre environ de Pesth (Hongrie), un grand établissement pour la pêche des sangsues dans les marais qui se trouvent faire partie

» sangsues rendaient du sang quand elles étaient placées
» sur un linge ou dans un vase malpropre. J'ai fait cette
» remarque sur des sangsues nouvellement pêchées dans
» des mares ou des étangs.

» Aussitôt que j'eus connaissance des expériences de
» M. Jourdan (1), je me hâtai de les répéter snr des

des domaines du comte Karoly, reçut d'un paysan un sac rempli de ces
annélides pêchés depuis quelques heures seulement. L'extérieur du sac
présentait sur toute son étendue une couleur rouge de sang, et à l'intérieur les sangsues étaient affaissées, pelotonnées, noueuses, et presque
toutes mortes ou près d'expirer. Il fut reconnu que le sac de toile dans
lequel ces vers avaient été placés avait précédemment servi à rapporter
de Turquie des feuilles de tabac dont il avait conservé l'odeur.

(2) M. Jourdan, pharmacien à Sainte-Marie-du-Mont (Manche), a
cherché un moyen de différencier les sangsues qui ont servi ou qui ont
été gorgées de sang de celles dont on n'a pas fait usage ou qui n'ont
pas été soumises au gorgement, et il a publié (*Journal de chimie médicale*, juillet 1845) les résultats qu'il a obtenus.

« Mes recherches, dit-il, m'ont conduit à la découverte d'un moyen
» qui me permet de les distinguer les unes des autres, pendant cinq à
» six mois seulement ; passé cette époque, il ne m'est plus possible,
» attendu que le moyen que j'emploie est basé sur ce fait bien connu,
» que les sangsues qui ont servi conservent dans leur estomac, pendant
» ce laps de temps environ, une certaine quantité du sang qu'elles ont
» sucé, sang qui ne s'y trouve plus au-delà de ce terme.

» Ce moyen consiste à placer sur un linge blanc la sangsue que l'on
» veut essayer, à la saupoudrer, sur toute la partie antérieure du
» corps, d'une forte pincée de chlorure de sodium réduit en poudre fine.
» La sangsue n'est pas sitôt en contact avec ce sel, qu'elle se tord en
» tout sens, s'allonge et cherche à fuir. On profite de ce moment pour
» lui répandre de nouveau une petite quantité de sel sur les ouvertures
» buccale et anale. On la voit incontinent se contracter et dégorger
» dans l'espace de trente secondes, si elle a servi, une petite quantité
» de sang ; effet qui n'a point lieu si jamais elle n'a été appliquée, ou
» si, l'ayant déjà été, il s'est écoulé cinq ou six mois depuis ce moment
» et celui où l'on fait l'expérience.

» Aussitôt que la sangsue est restée avec le chlorure de sodium le

» sangsues prises, depuis environ quinze jours, dans le
» département de la Vienne, par des paysans qui n'ont
» jamais fait ce commerce, et qui, par conséquent, ne
» peuvent connaître les fraudes qu'on peut faire subir à
» ce genre de marchandise. Les sangsues dont je parle
» étaient au nombre de huit cents, de toutes les grosseurs;
» elles offraient tous les caractères de celles qui n'ont
» pas encore servi. J'ai expérimenté sur des moyennes
» et sur des filets; toutes ont rendu un peu de sang lors-
» que je les ai soumises à l'action du sel marin; quant
» aux étrangères, elles ne rendaient qu'une eau roussâ-
» tre, étant soumises au même excitant.

» Cela tient probablement à ce que les sangsues exo-
» tiques avaient resté longtemps dans des réservoirs, et
» que les indigènes avaient peut-être sucé quelques ani-
» maux dans les mares où on les avait pêchées, ou de ce
» qu'on les aurait prises à l'aide de bœufs ou de chevaux
» aux pieds desquels elles se seraient fixées et d'où elles
» auraient tiré un peu de sang.

» Si les expériences de M. Jourdan étaient connues du
» public, il deviendrait fort difficile aux pharmaciens de
» vendre des sangsues; ils recevraient souvent des re-
» proches qu'ils ne mériteraient pas; d'un autre côté,
» des pharmaciens qui accepteraient aveuglément les
» conclusions de l'honorable M. Jourdan refuseraient

» temps indiqué, on s'empresse de la laver dans de l'eau, afin de la
» débarrasser de ce sel.

» Malgré l'action délétère que le sel marin exerce sur les sangsues
» soumises longtemps à son contact, on n'aura rien à craindre (pas
» même une indisposition), si l'on a soin de ne les laisser soumises à
» son influence que le temps nécessaire à l'expérience, et de les laver
» aussitôt. »

Les faits observés par M. Malapert prouvent assez tout ce qu'il y
aurait d'erroné dans des conclusions basées sur les résultats fournis par
ce moyen.

» souvent des sangsues nouvellement prises, ce qui leur
» attirerait des paroles désobligeantes de la part des pê-
» cheurs qui les leur offriraient (1). »

Entre plusieurs renseignemens extraits d'une corres-
pondance avec des hommes pratiques sur ce point encore si peu étudié de l'histoire de la sangsue, nous nous
bornerons à citer les suivans :

1º M. François Poggi, marchand de sangsues à Lyon,
affirme que ces animaux, au moment de la pêche, contiennent beaucoup plus de sang qu'après être restés en
marais artificiels (2).

2º M. Bocquet, pharmacien à Cambrai, s'exprime ainsi :
« J'ai remarqué, il y a longtemps de cela, que les sang-
» sues étaient toujours pourvues de sang, aussi bien dans
» les marais naturels que dans ceux artificiels ; c'est un
» principe vital nécessaire à leur existence. Je citerai un
» exemple à propos de cela : l'année dernière, j'ai fait

(1) Ce que M. Malapert paraît redouter ici est devenu aujourd'hui un
fait accompli, bien que les expériences de M. Jourdan n'aient pas été
portées directement à la connaissance des gens du monde; mais on a
cherché à discréditer le commerce des sangsues ; on a jeté de la méfiance
dans le public ; on a fait de la philantropie dans un intérêt privé ; enfin,
on a crié au monopole, afin d'être mieux à même d'accaparer. Du
reste, ce sont peut-être moins les pharmaciens eux-mêmes que les marchands de sangsues en gros qui souffrent le plus aujourd'hui de cet
état de choses. En effet, ce n'est souvent qu'avec la plus grande diffi-
culté, nous a-t-on dit, qu'ils parviennent à faire accepter, dans certains
grands établissemens, des sangsues de bonne qualité, mais sur l'état
desquelles les dires de gens intéressés ont réussi à faire naître des
doutes. Les hommes préposés à ces réceptions sont cependant, nous
nous faisons un devoir de le déclarer, des savans qui connaissent parfaitement les sangsues ; mais, d'un autre côté, il faut avouer aussi qu'ils
sont comme tout le monde, à l'égard de l'état normal de ces annélides,
lorsqu'ils viennent d'être pêchés, c'est-à-dire sans posséder de renseignemens suffisamment précis.

(2) Lettre datée du 2 février 1845.

» supprimer quelques bassins qui ne m'étaient plus né-
» cessaires. Avant de les faire combler, j'en ai fait ex-
» traire le peu de sangsues qui s'y trouvaient, et, quoi-
» qu'elles y fussent depuis bien longtemps, le sac qui
» servait à les contenir était teint de sang une heure
» après. Cela ne m'a pas surpris du tout.....; ceci est à
» l'appui de mon raisonnement, que la sangsue ne peut
» exister sans son principe vital, qui est le sang (1), etc. »

3° M. Laujardière, herboriste à Paris, tenant les sangsues en grand depuis plus de dix ans, écrit : « Les
» sangsues ont toutes plus ou moins de sang à l'arrivée
» de la pêche. Pressées fortement entre les doigts, elles
» le rendent très foncé, épais et visqueux. Tous les mar-
» chands qui vont en Hongrie, ou autres lieux de pro-
» duction, m'ont dit qu'en sortant des marais naturels,
» elles étaient très nourries, et qu'il s'en trouve même
» qui dégorgent beaucoup de sang (2). »

4° M. Giret du Hâvre, M. Passion de Meilhaud (Puy-
de-Dôme) et nombre d'autres négocians en sangsues
affirment les mêmes faits.

Enfin, nous pouvons ajouter qu'en 1823 et 1824, alors
que nous exercions la pharmacie à Vendôme (Loir-et-
Cher), il nous est arrivé souvent d'acheter des sangsues
qui venaient d'être pêchées par des paysans des environs,
sangsues officinales d'excellente qualité, qui étaient vendues au nombre et sans tenir aucun compte du volume;
que, parmi elles, il s'en trouvait constamment une certaine quantité qui contenaient du sang plus ou moins foncé
en couleur, et qu'elles le dégorgeaient soit dans les vases
où nous les mettions en dépôt, soit lorsqu'elles avaient

(1) Lettre du 8 février 1845.
(2) Lettre du 6 avril 1845.

été délivrées sur ordonnance et qu'on voulait procéder à leur application. Nous sommes bien convaincu que si, à cette époque, nous les avions toutes soumises à la pression entre les doigts ou à l'action momentanée du chlorure de sodium, etc., elles nous auraient toutes aussi, à quelques exceptions près, fourni du sang comme celles dont nous venons de parler.

D'après notre conviction, si, dans des cas fort rares, il se rencontre des sangsues plus vides comparativement que celles qui sont livrées habituellement dans le commerce en gros, c'est qu'elles seront restées pendant un très long temps dans un réservoir privé, où la majeure partie d'entr'elles aura dû succomber : ou bien, c'est qu'elles auront probablement subi l'opération préalable du dégorgement de la part d'une personne qui aura eu un intérêt quelconque à établir que les sangsues à l'état normal doivent être dans un état de vacuité ; ce qui est manifestement contraire au résultat de nos observations propres et de celles qui ont été recueillies par des hommes désintéressés dans la question.

Du reste, nous répèterons encore qu'il sera toujours très difficile de préciser d'une manière, nous ne dirons pas absolue, mais seulement très approximative, le rapport qui doit exister, dans l'état normal des sangsues, entre le poids du sang qu'elles peuvent contenir et celui de leur corps. De là, nécessairement, possibilité d'opinions diverses se prêtant également à l'attaque et à la défense.

Nous terminerons en déclarant que, si nous nous sommes trompé dans l'appréciation des faits que nous avons rapportés, c'est de bonne foi que nous l'avons fait, et sans aucune intention détournée ; aussi serions-nous prêt à reconnaître l'erreur dans laquelle nous serions tombé, si

on nous la démontrait positivement. Mais, par contre,
tant qu'on n'aura à nous opposer que ce qui a été écrit
jusqu'ici sur ce sujet, nous persisterons dans notre manière de voir, persuadé qu'elle est entièrement conforme
à la vérité.

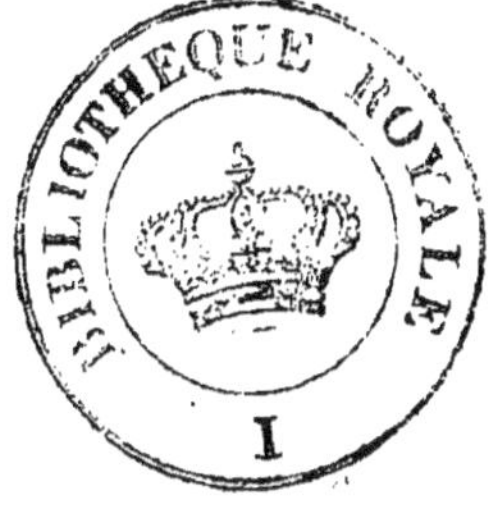

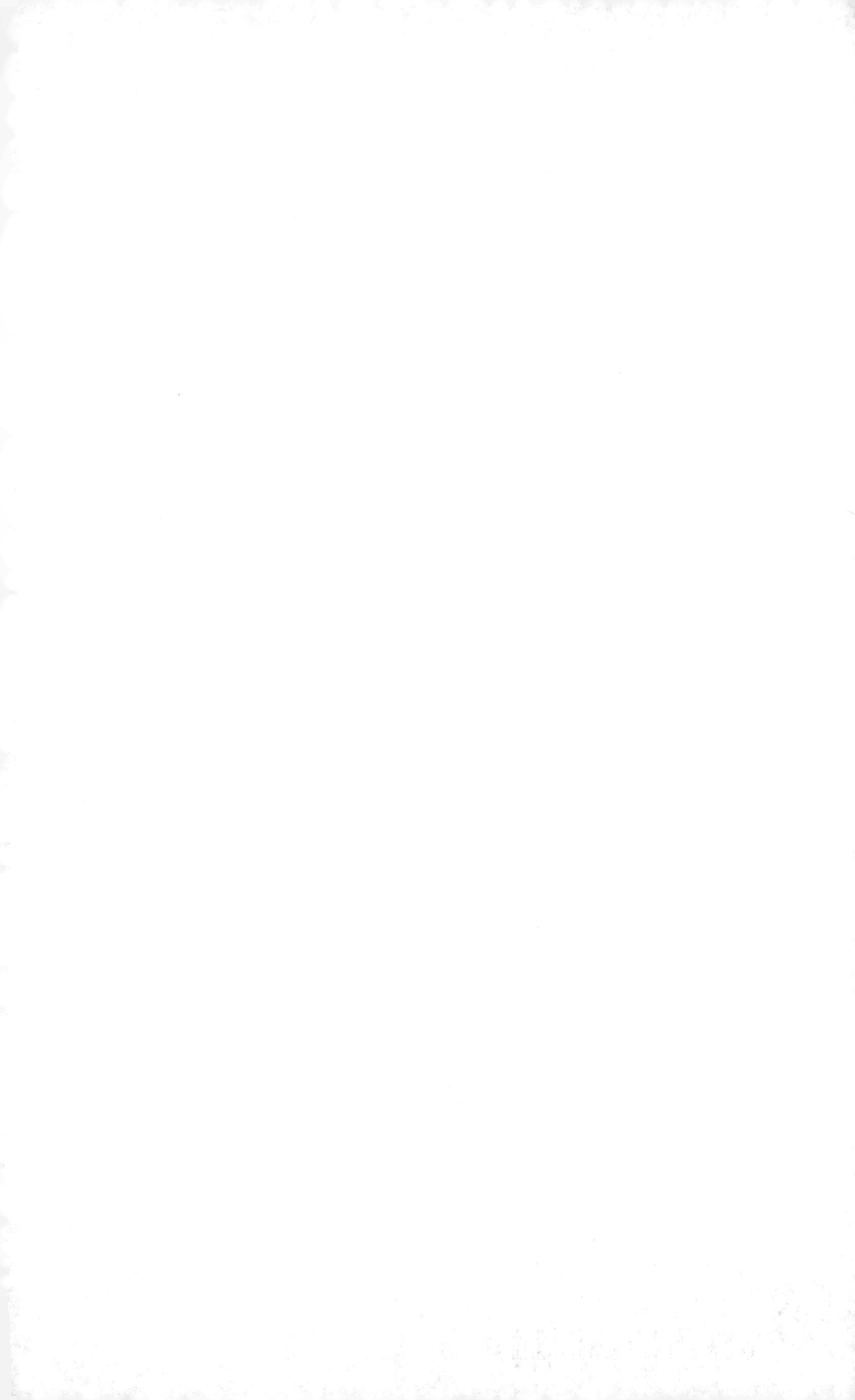